Luis Jimenez

Artes marciais: Visão das Neurociências

Luis Jimenez

Artes marciais: Visão das Neurociências

Imprint

Any brand names and product names mentioned in this book are subject to trademark, brand or patent protection and are trademarks or registered trademarks of their respective holders. The use of brand names, product names, common names, trade names, product descriptions etc. even without a particular marking in this work is in no way to be construed to mean that such names may be regarded as unrestricted in respect of trademark and brand protection legislation and could thus be used by anyone.

Cover image: www.ingimage.com

This book is a translation from the original published under ISBN 978-620-2-30628-7.

Publisher:
Sciencia Scripts
is a trademark of
Dodo Books Indian Ocean Ltd. and OmniScriptum S.R.L publishing group

120 High Road, East Finchley, London, N2 9ED, United Kingdom
Str. Armeneasca 28/1, office 1, Chisinau MD-2012, Republic of Moldova, Europe
Printed at: see last page
ISBN: 978-620-7-70155-1

Prólogo

A respiração profunda e calma é a chave para compreender o momento presente, o agora, que determina a vida e a morte.

Há muitos anos, comecei a minha viagem para compreender as artes marciais com estas palavras. Esta frase simples, mas poderosa, levou-me a compreender que é mais do que uma luta de rua, é uma forma de concentrar a energia e compreender os processos psicológicos, físicos e estruturais que ocorrem dentro de nós próprios. Para além das proezas e movimentos incríveis destes homens e mulheres chamados artistas marciais, existe uma história complexa que por vezes teve lugar na Índia e mais tarde chegou ao imponente continente asiático; mas paralelamente uma expressão humana semelhante surgiu noutras regiões, em lugares longínquos como França, Brasil podemos ver mais deste estilo de defesa pessoal.Hoje este texto quer dar da mão da neurociência uma visão científica mais alargada desta expressão humana, este conjunto de disciplinas que foram recolhidas com grande esforço, dão-nos ideias através de uma visão integrada sobre o cérebro, a mente e o comportamento. O objetivo é que as pessoas da ciência e os praticantes de artes marciais vejam aqui um ponto de união com todos aqueles que querem ver como a aprendizagem nos pode mostrar não só conhecimento ou uma forma de adquirir informação, mas também uma forma de nos compreendermos a nós próprios.Caro leitor, pode ter a certeza de que esta obra não pretende ser um livro histórico, nem um tratado sobre os benefícios da neurociência ou das artes marciais; é uma viagem que espero que acabe por lhe fornecer ferramentas mais úteis que possa aplicar em diferentes áreas.
Os meus melhores votos.

Luis Guillermo Jimenez

Capítulo 1

Os primeiros passos

Quando se inicia uma viagem em qualquer situação da vida, os primeiros passos são sempre os mais cruciais. Ao iniciar esta viagem, só posso desejar-lhe sucesso e esperar que desperte gradualmente o desejo de explorar e expandir as teorias que já possui sobre estes dois tópicos.

Artes marciais: são uma expressão humana nascida da necessidade de auto-proteção. Uma disciplina contém um método para transmitir os seus conhecimentos, o que a distingue de uma simples luta de rua onde prevalece o instinto de sobrevivência.

Neurociência: é um conjunto de disciplinas científicas que tentam explicar temas como a mente, o funcionamento do cérebro e o comportamento humano nas suas bases biológicas e psicológicas.

Ambos são eventos globais, há neurocientistas e artistas marciais nas praias de Salvador da Bahia e Okinawa e, embora vivamos numa sociedade interligada e globalizada, muitas vezes não nos apercebemos de que temos as mesmas dúvidas e perguntas e podemos chegar às mesmas respostas.

Como todas as acções humanas que podem ser observadas, estudadas, medidas e relacionadas com outras, os estudos sobre a mente têm-se baseado, até à data, nas neurociências e, no caso das artes mortais, a biomecânica tem tentado dar o seu contributo. Este texto tenta aproximar dois grupos humanos: Cientistas e praticantes de artes marciais na esperança de que possam ver essas ferramentas que ambos podem utilizar, não só como uma componente mecânica, mas também como um elemento de modelação de comportamentos, bem como comportamentos, elementos que ainda nos interessam compreender.

É importante notar que o que está aqui expresso é uma compilação de vinte anos de investigação de uma perspetiva médica, científica e também de artes marciais. Existem lacunas neste puzzle que não puderam ser preenchidas, pelo que peço antecipadamente desculpa, mas como cientistas e artistas marciais partilhamos uma qualidade como: **Perseverança**, convido-o a continuar, tenho a certeza que outros podem beneficiar destas observações. [1][2]Quando Ford desenvolveu o seu Modelo T ou quando Bruce Lee apresentou o Tao do Jeet Kune Do ao mundo, ambos tinham uma qualidade em comum: perseverança, tentativa e erro, que produziu um produto que mudou a vida de muitas pessoas.

O livro está dividido em três grandes blocos para aprofundar o tema:

O primeiro bloco: menciono as artes marciais, que acredito que nos podem dar uma visão humana que pode ser estudada pela neurociência, um exemplo de como a fé influenciou as artes marciais, as personagens humanas que nos deram as suas experiências para enriquecer a prática.

O segundo bloco: dedicado às neurociências, em particular às iniciativas que podem ajudar-nos a compreender as artes marciais, mas também a beneficiar da sua observação para alargar os temas já estudados.

O terceiro bloco: embora seja o mais curto, menciona os pontos de convergência e talvez o ponto de partida de outras iniciativas, que espero que surjam após a leitura deste texto. terminologia a utilizar

1. Existem termos como: **Gurukkal, Ajarn, Mestre, Shifu, Sensei, Maestro**, estes termos referem-se ao professor, ao mestre, que tem conhecimentos avançados.

2. O termo artes marciais, artes mortais, desportos de combate é simplificado com o acrónimo **M.A. para facilitar** a leitura.

3. Os termos *praticante, aspirante e aprendiz são* usados de forma diferente noutros contextos ou rituais, mas este texto refere-se àqueles que ainda não têm tantos conhecimentos, mas que estão no caminho da iniciação nas artes marciais.

4. Os termos neurocientíficos mais comuns são explicados nos

---

[1] O primeiro veículo motorizado da Ford, de 1914

[2] Livro sobre artes marciais de Bruce Lee, que contém teorias sobre como tornar as técnicas de combate mais eficazes

respectivos capítulos, tais como: **MRI, E.I, M.I ou E.M.P.A T.H.Y** e são explicados em pormenor.

5. Existem apenas alguns termos nas suas línguas nativas, como alemão, chinês, japonês, português, hindu, espanhol ou tailandês: **Alemão, Chinês, Japonês, Português, Hindu, Espanhol ou Tailandês**; para melhor compreensão, utiliza-se a tradução mais compreensível para todos.Termos como **escola, estilo ou prática** pretendem mencionar a modalidade de artes marciais, as divisões são um assunto tão vasto que merece um único livro separado para o efeito e não pretendem confundir o leitorExistem termos de áreas como: Psicologia, Psiquiatria e Medicina, que encontram o seu significado no final da página.Há um grupo de M.A. que não é mencionado com tanta frequência como outros; não se trata de um ato de discriminação, mas sim de uma simplificação para mostrar os exemplos mais alusivos.

Os M.A. não se limitam à Ásia, existem exemplos de outros M.A. ocidentais como o **Savate** ou o **Krav Maga**, e o leitor deve saber que estes estilos merecem o nosso respeito. Ao compilar os capítulos desta investigação, o objetivo é que a sua narrativa se assemelhe a uma viagem da qual o leitor possa tirar as suas conclusões no final, muitos dos acontecimentos, nomes, institutos neurocientíficos como escolas de combate estão localizados em países distantes, o que não limita o facto de obter a maior parte da informação sobre eles, as distâncias podem ser encurtadas se a nossa vontade coincidir no cumprimento de objectivos comuns.

Uma recomendação para o leitor é destacar os termos que mais lhe agradam: [3]**Mindsight, Empathy, Sensei ou Gurukkal**, sejam eles quais forem, procurem mais informações sobre eles e poderão ver como são extensos, para as *pessoas visuais, auditivas ou cinestésicas* há formas de desenvolver mais os conceitos que estão por aí.

Referência à programação neuro-linguística (PNL)

Figure 1

Conceitos neurocientíficos para as artes marciais

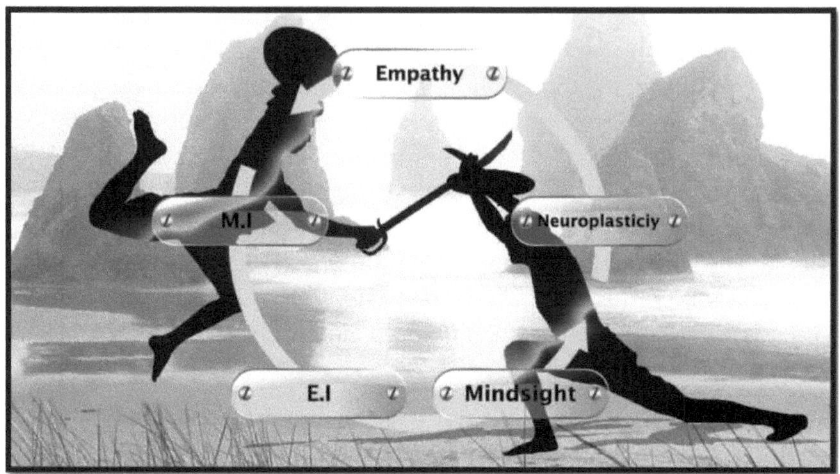

Nota: Conceitos como inteligência múltipla **(M.I.)**, empatia, inteligência emocional **(E.I.)**, neuroplasticidade, visão mental podem ser apreciados na prática de várias artes marciais.

CAPÍTULO 2

A Ásia e as artes marciais

Talvez seja este capítulo que viria a exigir o maior esforço de síntese na elaboração deste livro, é extensa a literatura sobre a forma como as filosofias asiáticas que se juntaram ao M.A. lhes conferiram uma personalidade distinta, partilharam no seu desenvolvimento semelhanças, mas grandes diferenças nas regiões geográficas onde chegaram, por esta razão é apenas nos pontos de interesse que se procurou abrir uma ponte de entendimento.

[4]Eis uma lista de alguns estilos da Ásia:

1-Muay Thai (boxe tailandês) na Tailândia

2-Tae Kwon Do da Coreia

3-Tai Chi da China

4-Kung **Fu da China**[5]

5-Karaté do Japão

6-Aikido do Japão

7-Ninjutsu do Japão

8-Jiu-Jitsu Japão / na sua origem

9-Sumo do Japão

Histórias antigas mencionam que o M.A. veio da Índia onde o sistema Kalaripayuttu tinha sido desenvolvido, alguns **atribuem** este primeiro contacto a um monge budista chamado **Bodhidharma / Domo / Daruma**; este monge budista da Índia ensina aos seus irmãos chineses este estilo de defesa para evitar serem vítimas de abuso. Depois a sua difusão foi ampla e variada, independentemente da veracidade desta história dá-nos uma introdução de que uma

---

[4] É importante notar que esta classificação é apenas para ilustrar os estilos, as escolas são muito extensas, o objetivo é dar no leitor o desejo de procurar

[5] Para o Kung Fu, bastaria um livro sobre as escolas e estilos predominantes em toda a China, que são extensos, e sugiro que o leitor, ao iniciar a sua pesquisa, tente compreender que esta diversidade requer paciência para ser compreendida.

expressão humana como esta seria fortemente influenciada pela sua filosofia.

Numa conversa pessoal com o **Shifu Yu Hong Chang**, na Venezuela, que, graças aos seus anos de prática como especialista em filosofia marcial, me permitiu completar este capítulo, as suas palavras foram, sem dúvida, um guia extraordinário para indicar as ideias que apresentaremos como directrizes básicas.

1. O M.A. da Ásia (com foco no chinês) contém uma filosofia na sua origem, sem isso seria apenas um conjunto de movimentos como simples exercícios físicos.

2. O taoísmo é a crença que alimenta a maior parte destas práticas (em chinês). O postulado principal é a obtenção de um estado de equilíbrio harmonioso e dinâmico, que se reflecte desde o micro-universo (átomos, moléculas, mediadores químicos, neurónios) até ao macro-universo (ecossistemas, animais e estruturas mais complexas).

3. É o conceito de **Qi** (chinês simplificado: 4, chinês tradicional: Ж, pinyin: qi, literalmente) ou na Coreia e no Japão **Chi ou Chi'i** é uma ideia essencial que significa energia da vida, tudo no M.A é para compreender, gerir e canalizar esta força vital tão fundamental.

4. [6]Existem estilos internos **e externos** de M.A., para os compreender, deve começar por praticar estilos internos como o Chi Kung .

5. A harmonia dos movimentos ajuda a mente a concentrar-se (existe uma relação entre estímulo, órgão, mente e comportamento), o que afecta o estado emocional que é expresso e vice-versa.

6. [7]Em toda a cosmogonia asiática, existe uma ideia que se refere aos **cinco reinos mutáveis (terra, madeira, fogo, água e metal).** Estes elementos devem estar em equilíbrio, e este equilíbrio reflecte-se também no nosso corpo.

---

[6] Qigong ou chi kung ЖЙ em chinês, pinyin qigong
[7] Este conceito é muito abrangente e uma parte fundamental da medicina tradicional chinesa

7. Os movimentos do pêndulo permitem o relaxamento e têm um efeito positivo na elevação das emoções. Os estilos de luta chineses tentam realçar este facto, indo dos exercícios mais simples aos mais complexos.

Noutro momento da conversa, foi perguntado ao Mestre: Qual acha que é a dificuldade em desenvolver mais iniciativas académicas que nos ajudem a compreender uma dimensão mais ampla do mestrado? E outra pergunta foi: Qual é o estado emocional predominante nas pessoas que querem aprender artes marciais?

A resposta à primeira pergunta

Na China existe uma linguagem secular que mudou, que nem sempre é fácil de interpretar e traduzir, este conhecimento é o resultado da observação, da comparação e da repetição de experiências, a medicina chinesa e as artes marciais testaram estes fundamentos durante séculos, os cientistas deviam apreciar um pouco mais este facto e valorizar este conhecimento, não desprezá-lo.

Esta resposta leva-me a fazer a seguinte observação: o nosso método científico, pedra angular do conhecimento no Ocidente, tem as mesmas qualidades no seu desenvolvimento (observação, comparação, repetição da experiência); talvez com o devido interesse e o desejo de compreender, possamos chegar a semelhanças que beneficiarão mais pessoas.

A resposta à segunda pergunta

Os estados emocionais mais comuns nos adolescentes e adultos são a depressão e a ansiedade. A capacidade de aceitação varia com a vontade de mudar de comportamento, que é individual, e a experiência de ensinar tantas pessoas permite compreender este facto.

É claro que a capacidade de fazer diagnósticos tão precisos como *a síndrome depressiva ou os distúrbios de ansiedade* é tarefa de um psiquiatra, psicólogo, internista ou mesmo neurologista, mas devemos valorizar a experiência de uma pessoa que pôde aprender sobre duas culturas tão diferentes, a asiática e a latino-americana, e que também foi alimentada pela experiência de ensinar.

A partir desta excelente entrevista, passámos a outro tópico, as divindades asiáticas que podem ser vistas no centro de treino. [8]Para nós, no Ocidente, ir a um ginásio é uma experiência comum e agradável, mas imaginem ir a um ginásio onde se vê uma imagem de Apolo e imagens dos guerreiros que lutaram no passado em nome desse deus, isso seria, no mínimo, uma experiência diferente, depois uma experiência que me chamou a atenção, que passo a explicar.

[9] Durante as minhas primeiras visitas a centros de formação em alguns destes locais, pude ver uma imagem de aspeto grosseiro e imponente chamada **Kuan Kung** que me chamou a atenção. Esta divindade taoísta preenche os valores do praticante desde os tempos antigos: Conhecimento, Fúria, Justiça, Sabedoria, Soberania e Nobreza, nas várias vezes que pude visitar estes centros, pude ver a reverência feita a esta figura e, juntamente com ela, as imagens dos mestres fundadores do estilo, casa ou escola.

[10][11]Esta representação trouxe-me à memória os arquétipos de Jung (o guerreiro e o velho sábio) bem como um sentido de identidade como pertença, ao contrário de outros estilos de combate mais directos e sem um pensamento tão forte, estes M.A procuram aprofundar mais os estados mentais, um exercício ativo de auto-conhecimento; as palavras **Mindsight e Mindfulness** são as que posso associar ao campo da neurociência.

Os centros de prática de alguns estilos japoneses também preenchiam esta condição, ou pelo menos parcialmente;

---

[8] Era descrito como o deus grego da distância divina, que ameaçava ou protegia do alto do céu. Como era identificado com a luz da verdade, representava-a com o sol.

[9] **Guan Yu** (Yuncheng, província de Shanxi em 160 - Nanzhang, Xiangyang adm, província de Hubei em 219). Foi um general da milícia sob o comando de Liu Bei durante o final da dinastia Han do Oriente e o período dos Três Reinos na China antiga.

[10] Recomenda-se a leitura das obras do Dr. Carl. Jung sobre o inconsciente, os símbolos e os arquétipos

[11] Recomenda-se a leitura do capítulo sobre neurociência

[12][13][14][15]Entrar num **dojo** é sinónimo de respeito, se praticar aikido é sentir admiração por **O-sensei** ou karaté por **Gichin Funakoshi** , para quem nunca esteve no Japão (o que é bastante comum entre muitos praticantes em todo o mundo), a minha experiência com o **Iaido** levou-me a entrar em contacto com pessoas que praticam disciplinas japonesas, Uma impressão básica que adquiri através da leitura, da prática e da observação é a presença de fundamentos zen-budistas, em particular técnicas de respiração como a concentração, que fornecem ferramentas para alcançar um estado de concentração e equanimidade. Neste contexto, **Matthieu Ricard**, colaborador de **Tania Singer** e de **Daniel Goleman** em vários projectos centrados na compreensão deste tema, é um dos especialistas ocidentais que não permitiram que as características da meditação fossem compreendidas.Para terminar este capítulo, tenho de dedicar um espaço ao Muay Thai, que nasceu na Tailândia, uma nação com muita história tocada pelo M.A.. Na procura de compreender o espírito destas disciplinas, o boxe tailandês deixa-me uma impressão agradável, um estilo que os reis praticavam e os guerreiros desenvolviam em defesa da sua nação, com uma espiritualidade muito marcada, uma reverência pelo instrutor e pelos antepassados que é por vezes difícil de compreender aos olhos dos ocidentais. [16]Apesar das críticas à sua excessiva comercialização, há guardiões da alma deste estilo; são os **Ajarn** , dos quais

Trago estes cinco nomes:

Ajarn Surachi Sirisute "Chai", embaixador do boxe tailandês radicado nos Estados Unidos, um cavalheiro que tem um grande respeito pela sua cultura.

---

[12] Centro de meditação zen-budista e de prática de artes marciais

[13] **Morihei Ueshiba** (1883-1969), Ж ^_^ ^ em japonês, foi o artista marcial japonês e fundador da arte marcial do aikido. Os aikidoks também lhe chamam O-sensei ("grande mestre") em sinal de admiração e respeito

[14] **Gichin Funakoshi** (^^ Й!^ *Funakoshi Gichin*, 10 de novembro de 1868 - 26 de abril de 1957) é o fundador do Karaté-Do Shotokan

[15] No capítulo, o sensei moderno explica melhor este estilo

[16] Palavra tailandesa que significa professor, semelhante a mestre de capoeira ou gurukkal de kalaripayuttu

Ajahn (tailandês: ^яяяя?и, rtgs: achan, IPA: [?a\tQain], também romanizado ajaan, aajaan, ajarn, ajahn, acharn e achaan)

O Ajarn Kridakorn Sodprasert "Khru Lek", mestre de combate e de artes, cuja devoção suscita respeito e admiração, é mencionado noutro capítulo.**Ajarn Manote Boonyamud e Ajarn Chartchai**: São especialistas no estilo de luta com espada do Muay Thai e acreditam firmemente na preservação das suas raízes em todos os seus aspectos. Vê-los em ação é sentir o espírito dos guerreiros tailandeses.[17]**Ajarn Apidej (t)**: lutador e professor lendário, muitos ocidentais tiveram a oportunidade de aprender o seu estilo de ensino e a sua velocidade.Provavelmente, muitos nomes, histórias e pormenores foram omitidos, mas o facto de ter lido este capítulo é já um esforço que merece o reconhecimento do leitor, bem como dos mestres e dos cientistas aqui mencionados, cujo trabalho não deve ser esquecido.

Figura 2
Shifu Yu Hong Chang, Mestre de Kung Fu na Venezuela

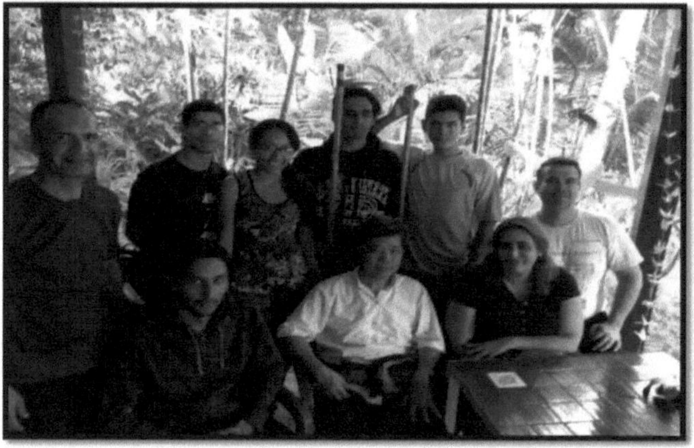

Foto tirada por: **Luis Jimenez**

Nota: Nesta fotografia vemos **o Shifu Yu Hong Chang** (no centro da imagem) com os seus alunos. Depois de cada aula, há uma reunião para discussão e interação humana.

---

[17] **Apidej Sit-Hirun** 1941 -2013, ensinou como instrutor na Fairtex School, nos arredores de Banguecoque

CAPÍTULO 3

Do infortúnio à mestria

Esta secção é dedicada a dois mestres que foram exemplos do que é a competência psicológica chamada resiliência, embora as alusões à palavra mestre sejam comuns nas artes marciais, o exemplo é a melhor carta de representação desta competência.

Shifu Yip Ip Man (t) da China Representante de Wing Chun[18]

Iha, Koshin Sensei (t) do Japão, representante do karaté de estilo Goju-Ryu

A resiliência é definida como a capacidade de uma pessoa se adaptar positivamente a situações adversas. No entanto, o conceito mudou consideravelmente desde a década de 1960. Inicialmente, era interpretada como uma condição inata, depois o enfoque passou dos factores individuais para os factores familiares, comunitários e, atualmente, culturais. [19]Os investigadores do século XXI entendem a resiliência como um processo comunitário e cultural que corresponde a três modelos explicativos: um modelo compensatório, um modelo protetor e, finalmente, um modelo de desafio. Após esta explicação, podemos fazer uma breve retrospetiva da história destas figuras:

[20]**Yip Kai Man:** Foshan, China, 1 de outubro de 1893 - Hong Kong, 2 de dezembro de 1972 Considerar o **shifu** por ser um dos professores de Bruce Lee não é o mérito de uma vida de sacrifício e dedicação ao ensino das artes marciais.A, o momento em que Yip Man decidiu abrir o seu centro de práticas teve de lutar contra uma grande resistência à ideia de que se pode viver do ensino da disciplina das artes marciais, nas suas biografias os constrangimentos económicos

---

[18] Estilo de Kung Fu que tem como objetivo maximizar a eficácia com o menor número de movimentos possível, também conhecido como o estilo das mãos pegajosas

[19] Extraído da Wikipédia: https://goo.gl/TsYehE

(+) Falecido

[20] **Shifu** (chinês simplificado: ffiiW, chinês tradicional: 6ЩЦШ, pinyin: shifu, Wade-Giles: shifu, "mestre professor")

num período da sua vida que não diminuíram a sua vontade de seguir em frente, este é um atributo que vale a pena referir, não só para ver a M.A como uma ferramenta combativa, mas também como uma ferramenta de auto-conhecimento/auto-gestão; valores originais da inteligência emocional.

[21]**Iha, Koshin Sensei** : Naha, Okinawa, Japão, 24 de novembro de 1925 - 28 de dezembro de 2012 Um cavalheiro e professor como poucos, a sua história passa-se durante a ocupação do Japão entre 1945 - 1952, preservando o conhecimento da sua escola apesar da destruição e morte de outros mestres. [22]Numa entrevista realizada e comentada sobre estes momentos e a perda do pai e do irmão, chama-me a atenção a sua resposta à pergunta do jornalista durante um passeio pelo mausoléu das pessoas que morreram durante os conflitos:

Como é que se sente ao recordar esses momentos?

E a sua resposta digna foi:

- O meu sofrimento não é maior do que a perda dos outros.

Os praticantes de karaté que conheceram a disciplina e a dedicação deste homem podem atestar este facto. A razão de o mencionar nesta investigação como Yip Man é observar nas suas vidas esta capacidade prática adicional que alguns artistas marciais desenvolveram; compreendo que estes são dois exemplos isolados, mas para o neurocientista, um investigador moderno abre uma porta para fazer perguntas:

Que competências desenvolveram estes homens para
ultrapassar tempos tão difíceis
?

---

[21] **Sensei** significa "aquele que nasceu antes", a partir dos caracteres Kanji sen (^ antes) sei (^ nascer, vida). Ou, na filosofia, como "aquele que percorreu o caminho

[22] Para ser visto no especial da National Geographic "Deadly Arts" sob a direção da artista marcial Josette Normandeau

Estas competências podem ser analisadas e reproduzidas?

Todas as pessoas passam por momentos difíceis numa determinada altura: Morte de familiares, doença, perdas económicas, fracassos amorosos e muito mais. Quem tem formação em psiquiatria ou psicologia sabe que estes episódios, juntamente com a falta de ferramentas para os enfrentar, são o ponto de partida para uma variedade de perturbações emocionais que podem afetar profundamente as nossas vidas.

Existem muitos exemplos fora e dentro da AM que sobreviveram a estes acontecimentos, mas a prática destas disciplinas permite o acesso a competências pessoais que ajudam a transcender estes acontecimentos, pessoalmente penso que sim, não são capacidades mágicas ou psíquicas é uma forma de descobrir o seu potencial de uma forma complementar, cada escola tem o seu estilo e identidade própria, muitas vezes uma pessoa nascida no Brasil pode sentir-se identificada com o Muay Thai ou outra da Alemanha com o Kung Fu, mas independentemente do estilo pode descobrir as competências ou ferramentas que tem dentro de si e das suas dificuldades pessoais.

CAPÍTULO 4

Do ritual ao modo de vida

Ao reunir as informações, fica claro como o M.A. é influenciado em seu desenvolvimento pelas crenças e estilos de vida do povo em que é praticado; é interessante ver como ele se funde com as características do grupo de pessoas que o desenvolve. [23][24]Ver um praticante de Muay Thai é um reflexo da história da Tailândia, talvez um vislumbre do tempo do **Rei Naresuan**, assistir a uma roda em que participa **o Mestre Jogo de Dentro** é um vislumbre da época colonial do Brasil. Tornou-se quase obrigatório estudar a história dos lugares onde floresceram para conhecer um pouco mais de suas lutas e necessidades e assim ter uma idéia mais clara de sua identidade. Este estudo não se preocupa com os ensinamentos religiosos que influenciam o M.A.; concentro-me na forma como certos rituais permitem ao praticante entrar num estado de maior concentração, quase como uma meditação ativa e também como conclusão da prática que o comportamento influencia as respostas emocionais na sua vida quotidiana.

Entre os diferentes estilos que observei, penso que há três escolas que são excelentes exemplos que podem ser reconhecidos aqui, são elas: **Capoeira, Kalaripayuttu e Aikido**. Da América do Sul com raízes africanas, passamos para a imortal Índia e finalmente para a terra do sol nascente, o Japão.

Capoeira

Este tipo de luta, trazido para as Américas pelos escravos vindos de África, teve asilo no Brasil. Embora possa haver divergências quanto ao rigor histórico, há várias teorias coerentes que tentam explicar como essas pessoas, que resistiram à incorporação forçada a um novo ambiente, uma nova terra e novas leis, tentaram sobreviver

---

[23] Personalidade importante na história da Tailândia, conhecida como uma figura heróica

[24] Jorge Eug^dio dos Santos; mestre reconhecido em Salvador da Bahia, representante da Capoeira Angolana

diante de seus captores. [25]Estes escravos reuniam-se na selva em estruturas ou populações chamadas **quilombos**, onde prosperava um estilo de luta bastante rápido, imitado pelo seu ambiente e que utilizava uma linguagem própria para confundir os seus captores, estas capacidades de desenvolvimento eram chamadas **malicias** .

[26]Esta escola está intimamente ligada à religião conhecida como **Candomblé,** o que não significa necessariamente que todos os praticantes subscrevam esta fé, tal como aqueles que praticam **Wu Shu** não têm necessariamente de ser budistas ou taoístas. Na prática moderna, predominam dois estilos, o estilo angolano e o estilo regional (que se refere aos **mestres Bimba e Pasthina**). Em ambos os estilos, as pessoas juntam-se num círculo chamado **roda** e começa a luta, uma dança sincronizada que é vista do exterior, mas em que a informação flui através da enorme linguagem corporal que é impercetível ao olho do visitante.

[27]Para esta luta é normalmente utilizado um instrumento de cordas chamado **birimbão**, cujos sons estimulam o capoeirista a concentrar-se apenas no momento presente; **Mestre Acordeon** , famoso praticante desta arte e músico reconhecido, expressa que este instrumento faz parte da alma desta disciplina. No início e no fim do encontro ou do combate, deve ser prestada uma venia (reverência) a este instrumento; é venerado como um canal de energia que protege o praticante. A maioria dos praticantes veste roupas brancas e largas, com uma faixa colorida na cintura para indicar o nível de conhecimento.

Um conhecimento que é passado de geração em geração, com uma disciplina que obriga a pessoa a concentrar-se no momento, a usar os caminhos ascendentes e descendentes da concentração mencionados por **Daniel Goleman**, o aprendiz ou o mestre que carrega essa condição no seu dia a dia torna-se um ponto de referência ou uma espécie de guia social. Um exemplo disso é o

---

[25] Acções, palavras ou gestos que tenham uma dupla intenção

[26] Coleção de todas as artes marciais praticadas na China

[27] Bira Almeida

Mestre Boa Gente (personalidade muito conhecida em Salvador da Bahia).

Kalaripayuttu

A Índia é um dos territórios mais extensos do planeta, com uma história ampla, variada e diversificada, a sua religião e espiritualidade é quase inseparável do resto das suas actividades, a sua AM também se caracteriza pelas suas crenças, que estão mais profundamente impressas nos seus rituais do que nas cerimónias, ditas por alguns autores como a AM que influenciou os asiáticos.

[28]Reza a lenda que o seu fundador **Parashurama** (guerreiro e deus) atirou o seu machado ao mar e decidiu que 108 Kalaris deveriam ser construídos neste local e que os discípulos deveriam implantar os primeiros Gurukkals em Kalaripayuttu para defender esta nova terra, que se situa na região de Kerala.

Do ilustre **Gurukkal Sathyanarayanan**, filho do Mestre **Govindan Kuty Nair** (lendário mestre e curandeiro), através das suas palestras e seminários, podemos compreender o conhecimento de que esta disciplina tem um ritual próprio que ajuda o praticante a desenvolver o respeito pelo instrutor, O respeito pelo Kalari (centro de formação), que é também um templo, quer se trate de um homem ou de uma mulher, deve ser igualmente respeitado, fazendo um esforço importante para compreender o corpo numa dimensão alargada.

Ao entrar no Kalari, os praticantes devem fazer exercícios de aquecimento prévio. Em algumas escolas mais tradicionais, os praticantes masculinos usam uma tanga para proteger o centro de energia vital do indivíduo.

Outros mestres bem conhecidos como **S.R.D Prasad** e **Das**, filhos de outro grande **mestre, Chirakkal T. Sreedharan Nair**, publicaram textos de grande valor; referem-se a esta arte como uma bela disciplina, às suas regras, às suas características de uma forma que

---

[28] Kerala (em malaiala, G&ftgo) é um dos vinte e nove estados que, juntamente com os sete territórios da União, formam a República da Índia. A sua capital é Thiruvananthapuram (Trivandrum). Situa-se no extremo sul do país.

pode ser compreendida por pessoas da cultura ocidental, para não se perder apenas na tradição oral.

Este MA no seu desenvolvimento no final tentou centrar-se na Ayurveda (arte curativa), neste estilo de medicina tradicional são estudados e tratados os pontos energéticos do homem, estes pontos são tão úteis tanto para ferir como para curar, um famoso gurukkal a desenvolver a quarta parte do estilo (combate corpo a corpo) de uma forma espantosa, é um hábil curandeiro este é o **mestre Mohamed Sherif**, que visitou países como a Alemanha e Inglaterra para demonstrar os seus conhecimentos.

Aikido

Falar do Japão é falar de uma cultura milenar, e apesar de estarmos numa era digital com uma difusão massiva de informação, é um desafio e por vezes não é fácil compreender um estilo de vida tão dedicado e perfeccionista como o japonês. [29][30]O Aikido foi aperfeiçoado e cultivado pelo nobre mestre **O-sensei** , os fundamentos desta escola marcial podem ser encontrados no **Budo** (^ Ж, código de conduta, normas e ética baseado no samurai) e apesar das mudanças como movimentos históricos, esta nação tem tentado mantê-lo vivo.

Um conceito que é muito importante na Ásia para compreender o MA é o Chi / Qi, a energia essencial que nos molda; devemos preparar-nos para sermos capazes de a canalizar e nisto o Aikido procura aperfeiçoar os seus praticantes, é uma disciplina que não procura atacar diretamente um indivíduo, a não ser que se ouse mover-se muito elegantemente para um ou mais adversários, dependendo da situação.

A cor branca é repetida como vestuário (nos principiantes), para os alunos avançados é permitido usar hakama, calças ao estilo dos samurais, é o local de prática do dojo, que deve ser respeitado e venerado. Os mestres ou senseis devem ser respeitados pela sua

---

[29] Morihei Ueshiba

[30] Guerreiro destinado a servir e a proteger, semelhante à Ordem dos Templários ou aos guerreiros espartanos

perícia. No início e no fim dos exercícios, deve ser prestada reverência ao local de prática e ao mestre / pai fundador O-sensei.

Yamada Yoshimitsu, Sensei, estará presente nos Estados Unidos. Ele é um embaixador deste estilo que tornou esta nobre arte conhecida em todo o mundo através dos seus seminários. Atualmente, o neto do fundador está vivo e dirige a Associação Mundial de Aikido **Ueshiba Moriteru (Dosho)** de uma forma honrosa.

Descobertas ao acaso

Na preparação deste capítulo, não foram escolhidas arbitrariamente estas três disciplinas, a primeira razão é a distância geográfica, a segunda é a diferença cultural, a terceira; a época da sua origem aparente, sendo o aikido o mais novo e o kalaripayuttu o mais antigo, tento levantar semelhanças nos acontecimentos aparentemente distantes, há um certo número de semelhanças que não devem ser negligenciadas e aqui as mencionamos:

1-Disciplina: As três artes desenvolvem nos seus praticantes, de forma firme e clara, um código de comportamento dentro da prática, uma forma de atuar, de falar e de se dirigir aos seus professores como parceiros.

2-Dimensão pessoal: o praticante adquire não só um código de técnicas, mas também normas éticas baseadas no respeito por si próprio, ferramentas simples que o ajudam a compreender-se a si próprio como ser humano.

3-Ritual: Os três têm acções que se concentram em dirigir a atenção para um momento imediato, com estes eventos, que vão além de uma ação puramente mecânica, ajudando a dar valor à informação que adquirem.

4-Comportamento **fora da prática**: Mesmo que o indivíduo não seja necessariamente encorajado a desenvolver competências empáticas, o próprio facto de compreender as expressões verbais e não verbais do professor como parceiro obriga-o a desenvolver uma maior sensibilidade humana.

[31]**Mestre Boa Gente**, líder social, Gurukkals **Sathyanarayanan e Mohamed Sherif**, curandeiros dedicados, **Yamada Yoshimitsu**, mensageiro e professor; são servidores sociais, pessoas que olham para além do seu domínio pessoal e transferem os seus conhecimentos para o resto do mundo. Um ritual deixa de o ser e passa a ser um modo de vida, um comportamento é alterado e o seu cérebro apreende, aprende a partir daqui que ocorrem mudanças intangíveis mas reais.

---

[31] Vivaldo Conceifao Rodrigues

CAPÍTULO 5

O lado negro das artes marciais

Como todo o facto observável e mensurável deve poder ser avaliado em todas as suas facetas, as M.A não fogem a esta realidade, este manuscrito tenta retirar uma amostra destes factos e através da: Experiência, observação como documentação para fornecer uma visão mais próxima de uma ideia científica das artes marciais, aqui deixo algumas impressões do que considero o lado negro destas práticas humanas.

A possibilidade de se magoar é real: como se diz desde o início que estas artes nascem da necessidade de se defender, magoar-se e ferir-se está implícito, houve tempos em que morrer num combate era algo banal, mas agora nos torneios como nas competições ainda é controlado, há sempre a possibilidade de se magoar. [32]É também importante salientar que a correcta aplicação e acompanhamento da sua prática minimiza a possibilidade de sofrer uma lesão incapacitante, como ouvi uma vez numa demonstração de **Krav Maga**:

É preciso preparar-se para se magoar num combate, mas a prática evita que
se seja o perdedor. -

O estado mental do praticante é individual: embora o M.A. tente trazer um conceito de disciplina a um código de conduta, é muito arriscado dizer que é uma medicina eficaz para todos os casos, a história está cheia de pessoas com estados mentais alterados que trouxeram grande dor e miséria devido à utilização inadequada das técnicas ensinadas nos centros de formação. Embora a experiência e os conhecimentos de um professor sejam óptimos, se não tiver uma

---

[32] As artes marciais israelitas nasceram nos anos 40, embora não sejam mencionadas neste livro, pelo que se deve reconhecer o seu espaço e importância, atualmente conhecidas no mundo militar pela sua eficácia em combate.

formação em psiquiatria ou psicologia, deve

não deve sugerir tratamentos psicofarmacológicos para atenuar as mudanças de comportamentos nocivos, mesmo que não exista uma formação adequada que indique um tratamento médico.

A comercialização opaca da arte: muitos povos desde a antiguidade viram nas artes marciais uma forma de viver e obter os recursos materiais para viver com dignidade, em nenhum momento esta ação é criticada, mas em inúmeros debates, seminários e publicações sempre estarão presentes polêmicas devido à comercialização excessiva das lutas, o alto custo de seus equipamentos ou a comercialização agressiva dos filmes, os praticantes de M.A sabem disso, sempre essa questão estará presente e qualquer iniciativa científica tem que entender isso, na neurociência temos igual a esse dilema a crítica por buscar patrocínio para nossas pesquisas e na medicina essa situação se repete.**Os mestres são seres humanos, glorificá-los é um erro**: um erro que tende a glorificar os mestres no M.A. Eles são seres humanos com as suas próprias lutas, conflitos e buscas pessoais que merecem todo o nosso respeito. [33]Há registos de mestres que lutaram entre si por divergências pessoais e nem sempre chegaram a um acordo, apesar dos seus conhecimentos e prática de luta; dessas lutas, podemos mencionar a do **Mestre Bruce Lee e do Mestre Wong [33] Jack Man**, que ainda hoje é mencionada, as lutas do Mestre Yip Kai Man para ser respeitado por outros mestres para poder dar as suas aulas; são verdadeiros exemplos disso. A luta pessoal e os problemas encontrados para ultrapassar as suas dificuldades conferem-lhes um carácter mais humano e, por isso, merecem respeito, sem que possamos concluir que não podem estar errados ou que as suas decisões foram sempre correctas.**Frustração por falta de progressos, causa de deserção**: estas práticas são caracterizadas por competências sinestésicas ou inteligência sinestésica, talvez muitos não compreendam o tempo necessário para o treino ou o tempo necessário para desenvolver estas competências, as pessoas que não estão relacionadas com estas

---

Foram preservadas várias gravações desta batalha e foi lançado um filme do encontro em 2017

competências não devem ser julgadas em relação a outras pessoas que as têm, nem todos os estilos podem trazer benefícios para o praticante isso não deve minimizar o desejo de adquirir uma disciplina ou prática desportiva devidamente acompanhada e compreendida que pode trazer muitos benefícios pessoais, psicológicos e fisiológicos, é bastante comum ver que muitos não continuam o exercício vem a frustração após a desistência.

Segregação: Estudar em diferentes escolas deu-me a oportunidade de ver um certo grau de segregação por género, raça e classe social, isto é um facto muito comum em qualquer grupo humano, e embora os seus efeitos sejam negativos, acontece. As artes marciais, especialmente as asiáticas, tiveram uma grande difusão a partir dos anos 60 e pouco a pouco mais pessoas foram introduzidas no mundo das artes marciais, pessoas de diferentes nacionalidades e classes sociais; esta mudança levou as artes marciais a outro nível, passou de um mistério a um estudo factual, o que mostra que a segregação foi superada em certa medida e espero que continue a sê-lo.**Superioridade injustificada**: Todos os M.A. possuem uma personalidade muito distinta que pode fazer a diferença entre eles, mas em nenhum momento deve marcar a superioridade. [34]Um praticante de savate pode ter um estilo subtil mas poderoso comparado com um praticante de judo, mas a capacidade de ganhar uma luta é uma combinação de habilidade, auto-determinação e compreensão, dizer que um estilo é superior a outro é irresponsável, mas talvez seja uma verdade verificável que há estilos que podem beneficiar uma pessoa mais do que outra.Foram estes, depois de observar, estudar e analisar estas práticas humanas, os elementos que merecem ser mencionados como os seus traços menos brilhantes; o leitor seja ele cientista ou praticante deve saber que tudo é mais do que um rosto a estudar, embora o objetivo deste texto seja glorificar as qualidades que podem criar pontes de comunicação, deve ser também uma realidade que existe, palpável e que nos ajuda a interpretar verdadeiramente este modo de vida.

---

[34] Arte marcial francesa mencionada em romances como: O Conde de Monte Cristo, como uma arte dos cavaleiros

CAPÍTULO 6
Neurociências

A ciência desempenhou um papel fundamental no desenvolvimento da sociedade ocidental. A procura de respostas para os factos naturais obrigou-nos a desenvolver um método rigoroso e útil aplicável a todos aqueles que desejam estudar os acontecimentos que suscitaram a nossa curiosidade. Existem disciplinas em vários domínios humanísticos como a antropologia ou a psicologia com o desejo de compreender o homem e o seu comportamento, outras como: Medicina, Neurologia e Psiquiatria procuram compreender o homem no seu aspeto biológico e os mecanismos que o mantêm saudável.

A neurociência pode ser vista como o ponto de encontro entre as ciências acima referidas para compreender uma entidade tão complexa como o cérebro, a mente e o comportamento humano. Até há algumas décadas atrás, estes elementos eram estudados individualmente e separadamente, o que significava que o trabalho de investigação não podia progredir e que se perdia uma excelente oportunidade para desenvolver soluções eficazes.

Atualmente, existe uma representação fluida de indivíduos e instituições dedicados ao desenvolvimento de estudos relacionados com a neurociência. Na América do Norte (EUA e Canadá), por exemplo, existem centros universitários com departamentos compostos por vários cientistas envolvidos em estudos de neurociência: **Harvard e Berkeley**. Na Europa, institutos como o **Max Planck Institute for Human Cognitive and Brain Sciences em Leipzig** (Alemanha) e projectos como o Human Brain Project: **Human Brain Project**; o Japão também desempenhou um papel importante com o **Riken Brain Sciences Institute** e fez progressos notáveis em bioquímica e fisiologia neurológica.

Países como a Arábia Saudita e os Emirados Árabes Unidos têm um interesse real em adquirir estes conhecimentos. Um exemplo tangível deste facto são os numerosos seminários e conferências sobre estes temas que se realizam nos seus centros clínicos.

A América do Sul continua a ter potencial de desenvolvimento e é crucial que a comunicação entre investigadores e instituições seja melhorada para apoiar estas iniciativas.

As propostas de investigação que estão a ser desenvolvidas nos campos da neurociência são diversas, podemos ver estudos nas seguintes áreas: Métodos de aprendizagem e de estudo, comportamento humano, bioquímica cerebral, psico-neuro-imunologia, meditação como métodos de autorregulação e alguns bastante arriscados como finanças; podemos ver isto como acções sinceras e genuínas da ciência para se apoiarem mutuamente ou pelo menos tentarem não ficar fechados nos seus campos.

Há um grupo de sugestões e de personagens que gostaria de mencionar neste livro, porque têm abordagens sólidas para compreender o comportamento humano, um fator essencial na AM que é a razão de toda esta investigação. Estes médicos têm não só o meu respeito, mas também a minha admiração e, embora por vezes as distâncias geográficas tenham sido um fator limitativo da comunicação, não me impediram de entrar em contacto com eles.

Helen Riess: psiquiatra americana da Universidade de Harvard, investigadora dedicada ao domínio da comunicação eficaz no sector da saúde, os seus estudos sobre a capacidade de empatia são essenciais para compreender como a comunicação é um processo fundamental para a saúde das pessoas.

Não se trata apenas da transmissão de uma mensagem, mas de muito mais.

Tania Singer: Psicóloga alemã do Instituto Max Planck, talvez a palavra que defina esta investigadora seja inovadora. Compreender como os mecanismos envolvidos nas relações interpessoais nos afectam de forma tangível noutras actividades da nossa vida quotidiana é esclarecedor, talvez uma ponte entre o conhecimento antigo do Oriente e os fundamentos do Ocidente.

Nikolaus Weiskopf: investigador alemão do Instituto Max Planck. Ver o cérebro em tempo real, compreender como este órgão pode ativar e desativar as suas diferentes zonas de forma harmoniosa, foi uma contribuição brilhante para a sua compreensão, talvez a visualização da atividade neuronal nos permita compreender o complexo da MA, que se pensa ser uma ação com uma base eletroquímica.

[35]É importante compreender como a nossa capacidade de auto-gestão é fundamental para comunicarmos uns com os outros. [36]O nosso cérebro realiza uma proeza gigantesca numa questão de segundos, que é essencial visualizar para a compreender; nas próximas linhas, vamos abordar um conjunto de conceitos que não estão certamente longe de nos dar respostas às nossas dúvidas.

Imagens típicas de RMN

Figura 3

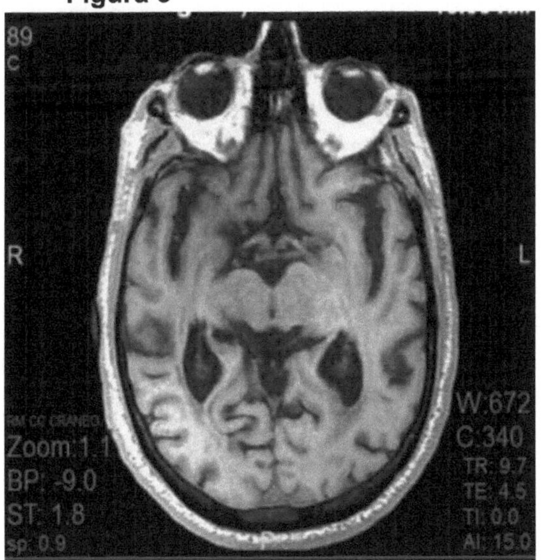

[37][38]**Nota:** *Corte transversal* (estrutura circular dos globos oculares como referência acima), esta é uma imagem típica de **RMN** utilizada nas salas de emergência; na tecnologia **de RMNf** observa-se um maior número de cortes e com maior dinâmica

---

Figura 4

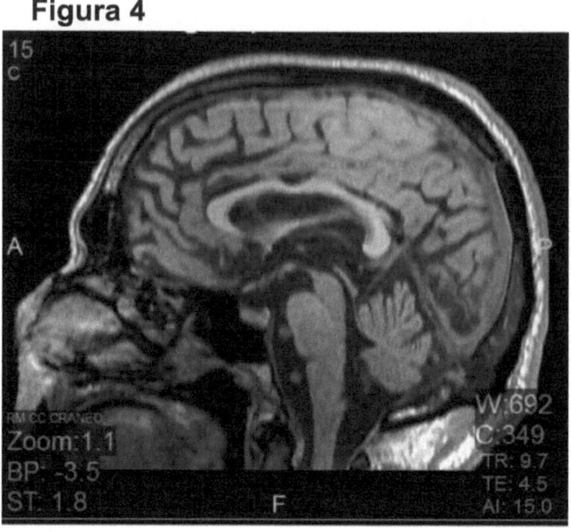

Nota: *Secção sagital*: Estas imagens de RM são uma grande ajuda para estudantes de medicina e jovens investigadores nas neurociências, uma vez que ajudam a localizar estruturas anatómicas básicas em neurologia.

CAPÍTULO 7

Conceito, sugestões e contribuições

A neurociência é como um edifício composto por vários blocos/conceitos. Estes conceitos são fornecidos por diferentes ciências e são utilizados para compreender a mente. O cérebro e o comportamento; este conhecimento é necessário para explicar fenómenos mais complexos. Os conceitos, ideias e iniciativas aqui apresentados são tão simples quanto possível. Para os profissionais da neurociência, estes termos podem ser familiares, para os praticantes de M.A. podem ser novos, mas como um lembrete ou como uma primeira oportunidade de os ler, podem de qualquer forma trazer clareza às questões apresentadas, por isso vamos começar.

Termos comuns nas neurociências

Arquétipo

[39]Arquétipo refere-se a uma construção proposta por **Carl Gustav Jung** para explicar as "imagens arquetípicas", ou seja, todas as imagens e fantasias de sonhos que se correlacionam com motivos específicos, semelhantes e universais pertencentes a religiões, mitos, lendas, etc. Estas são as imagens autónomas dos antepassados, que são componentes básicos do inconsciente coletivo. Estas são as imagens autónomas dos antepassados, que são componentes básicos do inconsciente coletivo.

Alguns exemplos são: o nascimento, a morte, Deus, o velho sábio, a quaternidade, a mandala, o malandro, o pai, a mãe e o herói

Inteligência Emocional

[40]O conceito de I.E. foi introduzido há mais de uma década por Salovey e Mayer e é descrito como um tipo de inteligência social que [39]envolve a capacidade de observar as próprias emoções e as dos

---

Recomenda-se a leitura dos livros de Jung sobre simbolismo e arquétipos
[40] O Dr. Daniel Goleman é um dos maiores expoentes destas teorias e os seus livros trouxeram este conhecimento ao grande público

outros, de as distinguir e de utilizar esta informação para orientar os pensamentos e as acções. Surgiu de uma série de estudos de investigação que se centraram na forma como as pessoas percepcionam, comunicam e utilizam as emoções.

Esta definição inclui dois subtipos de inteligência pessoal descritos por (Gardner, 1983): a inteligência intrapessoal (a capacidade de aceder à própria vida emocional) e a inteligência interpessoal (a capacidade de reconhecer os estados de espírito, as intenções e os desejos dos outros).

Os componentes da E.I. são: Autoconsciência, autorregulação, motivação interna, empatia e competências sociais.

Atenção plena

Pode ser entendida como atenção e consciência plena, presença atenta e reflexiva ao que está a acontecer no momento presente. Exige que a pessoa se concentre ativamente no momento presente e tente não interferir ou julgar o que sente ou percebe em cada momento (Vallejo, 2006).

Visão mental

O termo refere-se à capacidade de autorreflexão que a nossa mente possui. Diz-se essencialmente que a mente tem a capacidade de autocontrolo e autoconsciência, que são em grande parte os mesmos elementos que são activados para conhecer outra pessoa (Goleman, 2013).

Inteligências múltiplas

Este conceito define a inteligência como um conjunto de capacidades que não são apenas um binómio matemático e verbal, mas também capacidades lógico-matemáticas, espaciais, linguísticas, cinestésicas, ecológicas, interpessoais, intrapessoais e musicais. Todas as pessoas possuem estas capacidades, mas há uma tendência natural para desenvolver um determinado grupo; o Dr. Howard Gardner é um dos investigadores neste domínio.

Neuroplasticidade

A plasticidade neuronal, também conhecida como neuroplasticidade, é a propriedade que surge do contacto entre os neurónios e a sua comunicação (sinapses). Os neurónios recebem estímulos/informações e, durante o processamento da resposta, ocorrem alterações estruturais, remodelações, que posteriormente se diferenciam.

Nos primórdios da medicina, partia-se do princípio de que os neurónios eram estruturas rígidas e compreendia-se que tinham propriedades que os tornavam dinâmicos, que adaptavam a sua estrutura, para além do facto de se modularem através de estímulos electroquímicos.

Iniciativas que podem contribuir para a compreensão das artes marciais

E.M.P.A.T.H.Y

A Dra. Helen Riess e os seus colegas desenvolveram um projeto destinado a médicos em formação para melhor compreenderem os doentes e desenvolverem uma comunicação eficaz. [41]Estes conceitos foram agora alargados na sua aplicação a um grupo muito mais vasto de pessoas; nos Estados Unidos existe um instituto responsável pelo desenvolvimento destas competências; o programa visa desenvolver estas ferramentas.

É uma iniciativa promissora porque permite compreender esta capacidade em grande escala, e o envolvimento de médicos, enfermeiros, psicólogos e outros profissionais é realmente encorajador, talvez um dia também para os praticantes de artes marciais.

Compaixão: Modos de ligação humana

Esta secção é talvez uma das menos relacionadas formalmente com o Mestrado, em princípio, mas pode ser muito útil. Tania Singer, uma cientista com uma longa carreira, mostrou a importância de acreditar

---

[41] Sítio Web http://empathetics.com

em modelos científicos claros, replicáveis e representativos do que é o processo de ligação humana, este processo é simples à superfície mas neurologicamente muito complexo, áreas como: córtex pré-frontal, hipocampo e lóbulo da ínsula; Dr.

Singer mostra que podemos cultivar as qualidades da empatia e da compreensão pelos outros através de processos de meditação ou de um treino comunicativo contínuo. Para atingir este estado de compreensão magistral das outras pessoas, é necessário ter uma compreensão clara das nossas próprias emoções e estados emocionais (por exemplo, raiva, medo, tristeza e alegria).

Se criarmos uma escada que exprima o grau de capacidade de compreender os sentimentos das outras pessoas, porque podemos comunicar com elas, seria mais ou menos assim:

Contágio emocional: Não conseguimos separar as nossas emoções das dos outros e somos arrastados para elas de tal forma que já não conseguimos sair desses estados.

Empatia: Compreendemos rapidamente as emoções dos outros, mas só podemos dar uma resposta limitada.

Compaixão: As emoções dos outros são compreendidas com grande agilidade, podendo ser decidida uma resposta mais útil e adequada.

No M.A., vemos como os praticantes e os mestres desenvolvem frequentemente uma comunicação deficiente, o que faz com que surjam as dificuldades de treino; o medo, a raiva e o fracasso são poderosos gatilhos para acabar com uma possível carreira brilhante nas artes marciais. Portanto, mesmo que não tenhamos explicado melhor este método desenvolvido na Alemanha, convidamo-los a estudá-lo melhor, os neurocientistas que estão a ler este texto convidam-nos a ver o fluxo comunicativo que se desenvolve num dojo ou numa roda, garanto-vos que verão muitos componentes de reconhecimento visual, conceitos de aprendizagem que podem ser estudados e talvez ampliados.

Vista do cérebro

Na prática médica, a capacidade de ver o cérebro é uma necessidade coberta por uma tecnologia como a tomografia ou a ressonância magnética, mas o desejo de compreender melhor o funcionamento do cérebro obriga-nos a ir mais longe; nesta secção, podemos ver o trabalho do Dr. Nikolaus Weiskopf em fMRI e neurofeedback em tempo real. A observação do cérebro através de ressonância magnética em doenças como Alzheimer ou Parkinson é comum na prática clínica, mas quando falamos de um cérebro saudável com o qual podemos aprender, esta é uma área diferente da neurociência em que nos estamos a concentrar.A base desta técnica é ver a atividade cerebral em tempo real quando as áreas cerebrais são activadas em momentos diferentes e observar como as áreas estão ligadas a determinados comportamentos.O que é que um estudo como este tem a ver com um jovem que sai de um combate de Muay Thai? [42] O que acontece quando se faz um puja e se entra num kalari? A resposta está no cérebro; ao ver como, quando e onde o cérebro é ativado, podemos quantificar a forma como as acções que realizamos afectam o nosso cérebro. Na língua alemã existe um termo *"Errichten"* que significa "construir" ou "edificar" para poder construir uma visão menos empírica e mais exacta do que é a M.A.; é necessário continuar a estudar para ter iniciativas quantificáveis para compreender este acontecimento humano, para dar valor às mudanças de comportamento e de estados mentais que são as pontes de união que desejamos.

Orações ou oferendas efectuadas nos templos bramânicos e nos centros de formação de Kalaripayuttu

Capítulo 8

O samurai moderno

O ensino das artes marciais não se limita ao conhecimento de um conjunto de técnicas, posturas, ataques, imobilizações, golpes, astúcia e manuseamento de armas de algum tipo, o que é apenas uma parte. Na antiguidade podemos encontrar muitos exemplos de como os mestres de algumas disciplinas testavam o aprendiz com provas que por vezes raiavam o martírio, hoje em dia há milhões de pessoas que pagam para ter aulas de defesa pessoal ou um M.A. reconhecido ou publicado, mas a arte de conseguir estabelecer uma comunicação eficaz com o aspirante ou aprendiz é uma competência que em certos casos é mal compreendida ou fica para segundo plano. Num determinado momento, o mestre pode identificar-se com [43]os arquétipos que mencionámos anteriormente. Por isso, a capacidade de transmitir uma mensagem coerente pode ser tão importante como a aprendizagem de uma postura de combate virada para o futuro.[43]O mestre / sensei moderno tem um desafio pela frente; jovens com maior acesso à informação do que noutros tempos, acesso à internet, vídeos de demonstrações avançadas de todos os estilos, tudo isto é um exemplo da **geração APP**; a isto juntam-se as exigências emocionais do praticante, sem esquecer os aprendizes adultos que já são um perfil diferente com as suas próprias necessidades, e se a isto juntarmos praticantes com algumas limitações funcionais, enfrentam um teste por vezes muito difícil de passar.Com esta visão, o sensei moderno deve não só conhecer a sua arte, mas também ter um conhecimento básico de psicologia, bem como técnicas de manuseamento emocional ou inteligência emocional. [44]Atualmente, a neurociência fornece-nos mais estudos sobre o que são as técnicas de compaixão e empatia.

[45]Na Venezuela, meu país de nascimento, uma arte marcial de origem japonesa que remonta à época dos samurais, o **Iaido**, tem um representante muito emblemático, o Maestro **Antonio Carrascal**

Em referência ao texto Generation APP de Howard Gardner
[44] Recomendamos a secção sobre as obras da Dra. Helen Riess
[45] Iaido em japonês: ® ^ Ж é uma arte marcial japonesa que se refere ao uso da katana (espada japonesa).

(formado no Japão em laido, karaté e judo). [46]Dos alunos formados pelo **Maestro Carrascal, o Maestro Leopoldo Lira** (cinturão negro, segundo dan desta disciplina), este homem preenche as características de um mestre dos tempos modernos; o seu ensino combina componentes clássicas cuja familiaridade com as normas do Bushido é inegável, evidencia-se um tratamento empático para com o praticante juntamente com a procura constante de informações que complementem o seu ensino, talvez um exemplo vivo do que pode vir a ser um mestre dos tempos modernos.Não se limitar apenas ao conhecimento da técnica e ver como enriquecer esse conhecimento com as novas tecnologias, para além dos ensinamentos da disciplina dos tempos antigos, é uma combinação válida, uma extensão das técnicas conhecidas. Estou ciente de que não somos japoneses, que os tempos dos samurais eram outros, mas o desejo de mudar, de se tornar melhor e de atravessar fronteiras é universal e intemporal... Todos os dias vemos as técnicas de estudo mais sofisticadas revelarem-nos os segredos do cérebro e as redes neuronais inerentes ao funcionamento cerebral, mas olhar criticamente para o aluno e determinar qual seria a melhor forma de uma pessoa aprender é realmente um ato de concentração que aperfeiçoámos durante séculos, ainda válido e, duvido, ainda disponível.É evidente, nas salas de aula, que a figura que é capaz de mostrar o caminho, que fornece a informação inicial que é alterada, que lhe dará as bases da experiência, a pessoa responsável por isso é o professor. A neurociência desenvolveu capítulos inteiros na educação em salas de aula, estes capítulos seriam igualmente alimentados num dojo ou talvez nos permitissem expandir as teorias existentes. Em conversa pessoal com o **Sensei Lira**, estas palavras impressionaram-me mais: *"Sou simplesmente um condutor de conhecimento, trabalho em pormenor e é a vontade do praticante que determina o caminho*

Talvez não ter os recursos necessários (promoção, material e até o mais básico: guarda-roupa ou centro de prática) possa ajudar a ignorar os talentos dos outros, esse conhecimento que nos pode ajudar a compreender as nossas questões, o método científico obriga-nos a ver para além dos nossos microscópios, convida-nos a apreciar no terreno o que queremos compreender, espero que você, caro leitor, o possa ver ou talvez perguntar:

---

[46] Código de honra e comportamento dos samurais

Figure 6
Atitude básica do Laido
Sensei Leopoldo Lira com bokken de treino

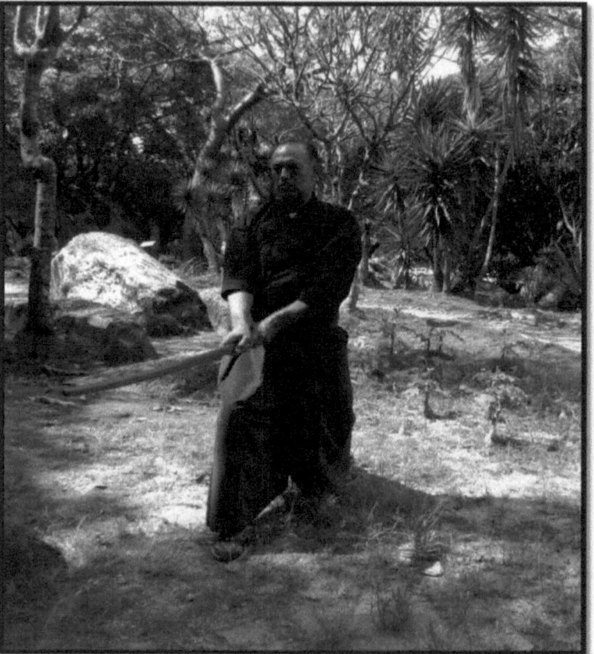

Foto tirada por: **Luis Jimenez**

Nota: Praticar com o bokken (Ж М, bok (u), "madeira", e ken, "espada"), é um dos primeiros instrumentos de treino para depois praticar com a katana (espada japonesa)

Figure 7

Aula de Sensei Leopoldo Lira

Correção ativa da postura de Laido

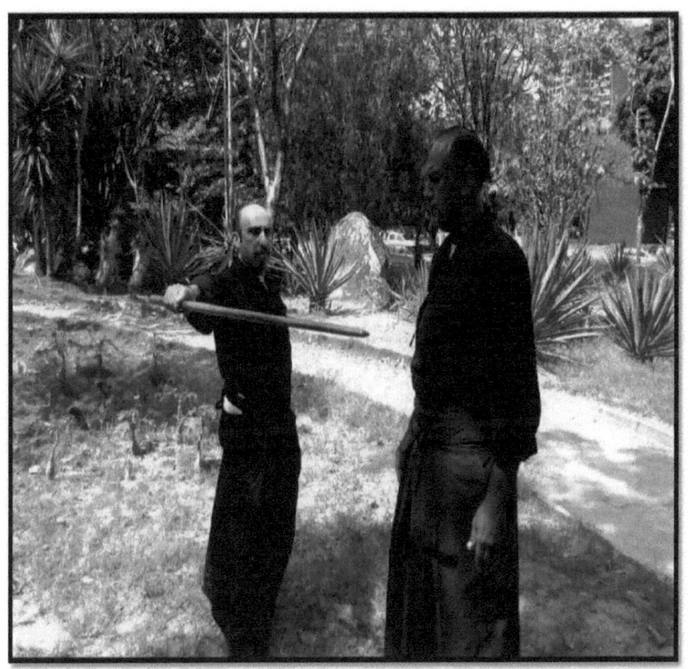

Foto tirada por: **Luis Jimenez**

Nota: Correção de uma postura Laido: O olhar do professor e a prática do aluno são essenciais para aprender uma nova habilidade.

Figura 8

O dojo do Sensei Antonio Carrascal

Caracas - Venezuela

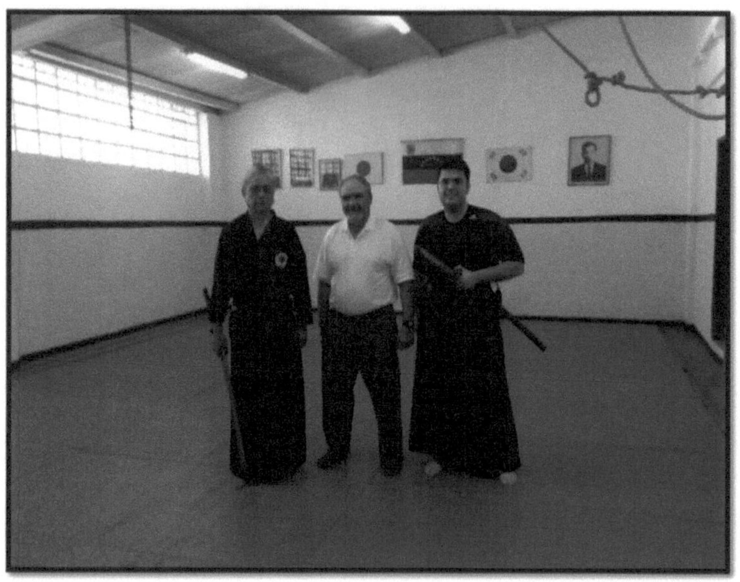

Nota: Nesta fotografia, da direita para a esquerda. Reinaldo Godoy (praticante avançado de Iaido e bastão chinês) à direita, Sensei Carrascal (mestre em Iaido, Judo e Karaté) ao centro, Luis Jimenez (praticante de Iaido) à esquerda

Conclusões

*Treinem com diligência, treinem concentrados no presente;
não há adversário, não há medo, não há ideia do passado ou
do futuro, só há vocês no final. A morte falar-te-á com um
ouvido e a vida com o outro, mas a tua concentração será tal
que ambos te deixarão em paz e poderás alcançar um toque de
mestria infinita.*

Anónimo

Caro leitor, se conseguiu chegar ao fim deste percurso, felicito-o por me ter deixado acompanhá-lo nesta viagem. O que está expresso nas palavras que precedem é uma impressão do Mestre em M.A., que nunca quis a autoria destas palavras; quando as deu a mim, disse que elas são para todas as pessoas que tentam compreender M.A. e que, quando são praticadas, fazem mais sentido.

A neurociência é uma confluência de conhecimentos que, no final, deverá ajudar a responder a várias questões sobre o nosso cérebro, a nossa mente e o nosso comportamento de uma forma integrada. O desenvolvimento deste livro passa pela descrição e referências ao método científico; estritamente e especificamente como os samurais de antigamente, não apresento estatísticas ou números em particular, apenas menciono ideias como observações. Espero que outras pessoas possam escolher dar um carácter quantificável ao que está expresso neste texto, seria um feito que transcenderia no tempo, pelo qual muitos ficariam gratos.

Ao longo deste trabalho falei de campeões na luta, mas há outros campeões que merecem todo o nosso respeito; a Dra. Helen Riess, cuja capacidade de compreender a empatia é brilhante, a compreensão do comportamento humano pela Dra. Tania Singer e as novas iniciativas do Dr. Nikolaus Weiskopf para compreender a atividade cerebral em tempo real são ferramentas valiosas que devem ser utilizadas.

A Dra. Helen Riess, cuja capacidade de compreender a empatia é brilhante, a compreensão do comportamento humano da Dra. Tania Singer e as novas iniciativas do Dr. Nikolaus Weiskopf para compreender a atividade cerebral em tempo real são ferramentas valiosas que devem ser consideradas por todos os professores de artes marciais que observam com preocupação o facto de alguns dos seus alunos não conseguirem atingir os objectivos estabelecidos.

Autores como Carl G. Jung, Daniel Goleman, Howard Gardner e Daniel Siegel são estudados e constituem uma referência para a neurociência, a psicologia, a psiquiatria e a neurologia. A maioria dos seus textos são muito pedagógicos, claros e precisos. A minha pergunta para o professor do Mestrado:

É possível dedicar algum tempo ao estudo das suas teorias?

A minha recomendação é que o façam, a luta começa antes de entrarmos no dojo, começa por trazer luz à escuridão do que não conhecemos em nós próprios, o que é inconsciente torna-se consciente e pode assim ser mudado.

[47]Uma anedota que reflecte o que quero exprimir aqui é o que o **mestre Guilles Le Duigou** viveu num combate nos seus primeiros tempos de profissional: foi ferido num combate com ferimentos nos dois braços e continuou a lutar até vencer. Este desejo que silencia os receptores da dor, este impulso de uma vontade quase instintiva, descrito com tanto pormenor na bioquímica neurológica, é algo que nos deve impressionar, estou certo de que como ciência teremos adversários abertos, e eles existem, mas é esta determinação que nos permite avançar.

No momento da recolha de toda esta informação, muitos dos professores ainda estão vivos e há muitos jovens estudantes que desejam ser reconhecidos pela sua arte e conhecimento, bem como investigadores que querem continuar a crescer, aprender e comparar oportunidades de colaboração em iniciativas tão tangíveis como a [47] **arte de Ajarn Khru Lek** ou **as palestras do Dr. Riess** na América

---

Campeão internacional do estilo de luta francês Savate

do Norte.

Cada capítulo ofereceu na altura uma conclusão a partir da observação e da comparação, não se esqueçam que como em qualquer viagem é necessário rever cuidadosamente os momentos que foram vividos, mantenho o meu conselho tomando notas e procurando os termos que vos atraem, será um método de pesquisa algo ortodoxo, mas espero que no fundo seja útil e prático.

Para terminar, gostaria de dizer algumas palavras que me influenciaram na minha juventude e que foram dedicadas numa biografia a um jovem artista marcial que muito cedo deixou este mundo, **Brandon Bruce Lee (t)**[48]

A morte de um jovem recorda-nos o sabor amargo das promessas não cumpridas

A neurociência é um domínio jovem e emergente, e este livro é uma das promessas que se espera que seja cumprida e que, em última análise, tem potencial para o ser.

---

[48] Ator e artista marcial (1965-1993), filho do mestre Bruce Lee

Bibliografia

• Almeida, B. 1986. Capoeira, uma forma de arte brasileira. História, filosofia e prática. EUA: North Atlantic Books

• Bayona. et al. 2011. neuroplasticidad. Colômbia: Salud Uni Norte.

• Butler, C. & Chinowsky, P. 2006. emotional intelligence and leadership behaviour in the construction industry. Ex- ecutivos. EUA: J. Manage. Eng.

• Chirakkal, S. 2007 Kalarippayutt. EUA; Westland

• Crow, D. 2012. Em busca do Buda da medicina. Argentina: Kairos

• Jimenez, L.2015. Tai Chi Chuang abordagem médica .Venezuela: Revista Botica Digital

• Jimenez,L. 2017. uso da inteligência emocional e suas ferramentas na prática médica. Venezuela: Revista Botica Digital

• Joseph, C.1878.Teoria e prática do boxe francês. França

• Jung, C. 1969. los arquetipos y lo inconsciente coletivo. Argentina: Paidos.

• Gardner, H. 1992, Inteligencias Multiples. Espanha: Paidos.

• Gardner & Davis. 2015 La generación APP. Espana: Paidos.

• Goleman, D. 1998. Trabalhar com a inteligência emocional. Nova Iorque: Bantam Books.

• Goleman, D. 2007. la inteligencia emocional en la empresa. Argentina: Bolsillo Zeta

• Goleman, D. 2013, The Brain and Emotional Intelligence: New Insights, EUA: Books.

• Goleman, D. 2015.Focus: Argentina:Kairos Books.

• Guyton e Hall. 2012 Compendio de Fisiolog^a Medica. Barcelona: Elsevier Sauder.

• Petrides, K. et al. 2007. The position of the trait emotional intelligence in the personality fator. Reino Unido: Journal of

Psychology.

• Lee, B.1963. Chinese Gung Fu, the phylosophical art of self-defence. EUA.

• Lee, B. 1975 O Tao do Jeet Kune Do. EUA: Independiente

• Luijendijk, D. 2005. Kalarippayat: India's ancient martial art. EUA: Paladin Press, Boulder

• O'Conor & Seymour. 1996, Introduction a la PNL. México: Urano

• Morishei, U. 2011. el corazon del aikido. México: Dojo Ediciones

• Ramirez & Piedra. 2015 La herencia del Pequeno Dragon: Analisis de las contribuciones realizadas por Bruce Lee al fenómeno del combate. Espanha: Universidad de Sevilla

• Riess, H. et al. 2012. Formação em Empatia para Médicos Residentes: Um Ensaio Controlado Aleatório de um Currículo Informado em Neurociência. EUA: JGIM.

• Salovey, P. e Mayer, J. 1990. emotional intelli- gence. Imagination, Cognition and Personality.USA: U.N.H

• Singer, T. et al.2009. A common role of the insula in emotion, empathy and uncertainty. EUA: Trends in Cognitive Sciences.

• Singer, T. et al. 2010. The role of the anterior insular cortex in social emotions. EUA: Brain Structure & Func- tion.

• Snell, R. 2005. neuroanatom^a Clmica. Madrid: Panamericana.

• Vallejo,M. 2006. Papeles del psicologo. Espanha: J.P.

• Fernandez, P. & Ruiz, D. 2008. emotional intelligence in education. Espanha: Journal of Reserch in Education Psycology.

• Weiskopf N et al. 2007. Imagem por ressonância magnética funcional em tempo real: métodos e aplicações. EUA: Current Opinion in Behavioural Sciences.

• Yod,R et al.2004. Muay Thai: A arte da luta. Tailândia

Agradecimentos

Agradecimentos a: Scholars' Press e especialmente a **Ghennady Braghis** e
Tatiana Botnari pela sua convicção neste projeto

Os meus agradecimentos a todos os meus colegas, mestres, doutores e amigos que me acompanharam neste projeto, a minha eterna gratidão por me terem apoiado neste esforço, para citar apenas alguns:

Sensei Leopoldo Lira

Sempai Orlando Barcenas

Shifu Yu Hong Chang

Estudante Oscar Nimlin

Dra. Helen Riess

Dra. Tania Singer

Dr. Nikolaus Weiskopf

Dr. Carlos Espinoza

Dr. Angel Quintero

Dra. Francisca Amendola

Dr. José Lopez

Dr. Reinaldo Matus

Daniel Alarcon

Hector Suarez

Cap. Franck Bello (Exército)

*Gostaria de agradecer aos meus irmãos Freddy Fernandez e
Leomir Alvarado por
me terem apoiado nas dificuldades.*

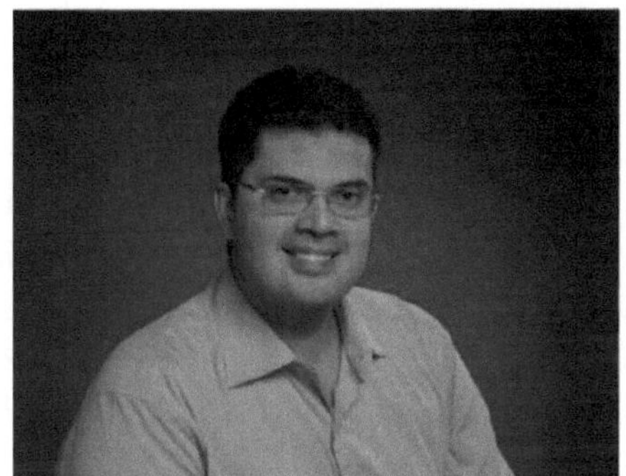

Luis Guillermo Jimenez Vielma

Nasceu em Caracas/Venezuela em 1981 e obteve o seu doutoramento em medicina na Universidade de Los Andes em 2008.

O estudante dedicou-se à investigação em domínios clínicos como a anatomia, a patologia, a medicina interna e a ginecologia.

Curso de formação especializada em cuidados intensivos no Hospital Luis Razetti de Barinas-Venezuela 2009.

Desde 2010, dedica-se à investigação independente no domínio das neurociências, com especial incidência neste tema:

Emapatia, compaixão, atenção plena,   visão mental e Comunicação no sector da saúde

Colaborou como consultor médico em várias publicações em ambas as línguas: espanhol e inglês.

Nas artes marciais, estuda Iaido, Wing Chun e Tai Chi Chuang há 20 anos.

Índice

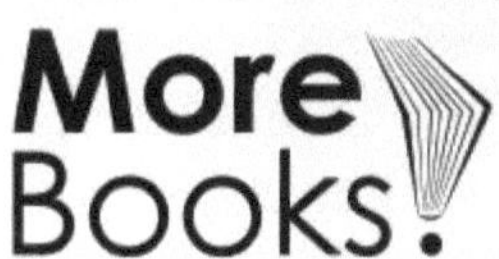

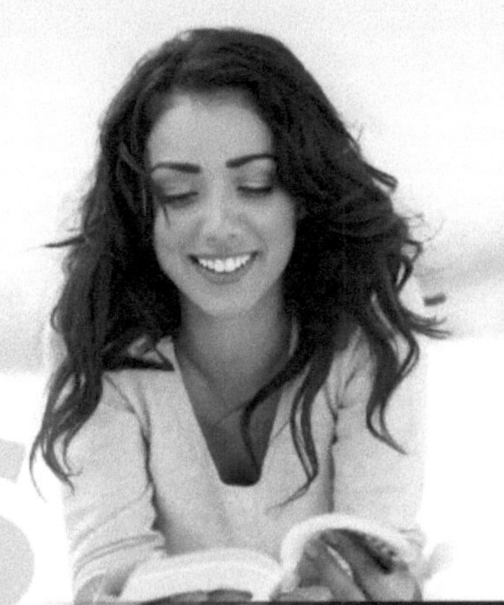

yes
I want morebooks!

Buy your books fast and straightforward online - at one of world's fastest growing online book stores! Environmentally sound due to Print-on-Demand technologies.

Buy your books online at
www.morebooks.shop

Compre os seus livros mais rápido e diretamente na internet, em uma das livrarias on-line com o maior crescimento no mundo! Produção que protege o meio ambiente através das tecnologias de impressão sob demanda.

Compre os seus livros on-line em
www.morebooks.shop

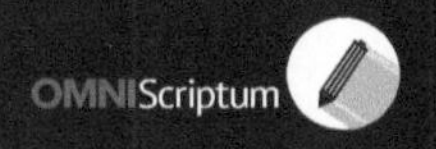

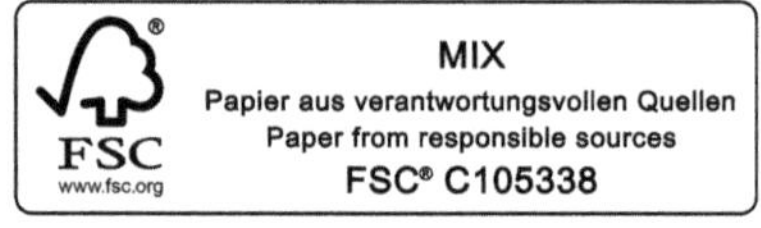

Printed by Books on Demand GmbH, Norderstedt / Germany